Manual de Recetas de Tashirat

Manual de Recetas de Tashirat

Por

El Staff de Tashirat

Manual de Recetas de Tashirat

Centro de Aprendizaje Tashirat, Tepoztlán, México

©2002, 2014 por El Staff de Tashirat

Reservados todos los derechos *

Los procedimientos médicos y de salud en este libro se basan en la investigación, entrenamiento y experiencia personal de la autora. Dado que cada uno de nosotros y cada situación son únicos, se le pide al lector que consulte con un profesional de la salud cuando tenga dudas, antes de aplicar ningún procedimiento y, de preferencia, que trabaje bajo su supervisión.

Portada por Chris Mezera

Nota al Lector

Este libro está lleno de conocimiento que asume la conciencia cósmica del lector. Es importante mencionar, que sólo se puede entender si los siguientes libros de Artimia Arian se leen en el orden indicado:

Redespertar Cósmico

Nutrición Vibracional

Un Entendimiento Cósmico de la Enfermedad y la Curación

Enseñanzas Espirituales Eternas

Citas Inspiracionales para la Nueva Era

Enseñanzas Esenciales para la Nueva Era

Visión Espiritual para la Nueva Era

Para información adicional por favor lea también :

A La Vida!

Guía de Recetas por Chakra

El Manual de Recetas Tashirat

Para simplificar la escritura de este libro, utilicé el genero masculino refiriéndome al lector y no intercale masculino y femenino como hice en algunos de mis otros libros. No hay ninguna preferencia de genero, es un libro tanto para hombres como mujeres.

En la Verdad, el Amor y la Vida ,

Artimia Arian

Contenido

Introducción

Desde el inicio de la *Casa Hogar Tashirat* para niños abandonados y abusados en el 2003, hemos tenido que renovar nuestra cocina constantemente para mantener a nuestros niños felices, satisfechos y saludables. Aunque antes del orfanatorio tuvimos años de experiencia creando platillos sabrosos y saludables para nosotros mismos y para enseñar a estudiantes en nuestro Centro de Aprendizaje, nada fue tan desafiante como el mantener nuestra cocina siempre nueva y excitante para los niños. El siguiente manual de recetas es el resultado de la creatividad y esfuerzo de los miembros del staff de Tashirat para superar este reto. Las recetas incluidas en este manual son las favoritas de nuestros niños y el staff.

Te invitamos a usar este libro para iniciar, pero confiar en tu propio gusto y creatividad para desarrollar tus propias recetas saludables favoritas. El propósito de este manual es el darte diferentes opciones a escoger, respetando los principios básicos de la correcta combinación de comida, lo cual es difícil de encontrar en muchos otros libros de cocina vegetariana. Sabemos que cuando uno cambia su dieta (eliminando productos no saludables como carne, azúcar, alimentos refinados y lácteos) a menudo se pregunta "¿Entonces, qué sí puedo comer?".

Este recetario incluye recetas desde proteínas del Chakra 2 (huevos y leguminosas) hasta platillos de comida cruda del Chakra 5, aunque se enfoca mayormente en platillos de los Chakras 2, 3 y 4. Cualquiera que sea tu dieta, siempre incluye ensaladas verdes, vegetales al vapor y/o crudos como acompañamiento de tu platillo principal para lograr una dieta vegetariana saludable y balanceada. En la mayoría de los casos, presentamos las recetas de platillos principales, ensaladas y aderezos por separado, pero ¡puedes mezclar y combinar de acuerdo a tu gusto! Solamente ten cuidado de seguir las guías para la combinación de comida, como se describen en nuestros libros de nutrición anteriores.

La mayoría de las recetas de este manual no están incluidas en nuestros tres libros anteriores, *La Guia de las Recetas de las Chakras, A la Vida!* y *Yoga, Camino de la Vida. La Guia de las Recetas de las Chakras, A la Vida!* proporcionan el conocimiento sobre dietas y nutrición que necesitas para comer bien y sentirte bien, cualquiera que sea tu dieta actual, por ejemplo: cómo combinar alimentos correctamente, por qué y cuándo debemos eliminar ciertos alimentos de nuestra dieta, cómo sustituir esos alimentos, y una serie de guías sobre cómo realizar una transición completa a la más alta vibración, y las dietas *vegan y raw* (cruda) más nutritivas, incluyendo recetas. *Yoga, Camino de la Vida*, es un recetario completo de comida en crudo. Luego entonces, para obtener una guía completa de transición sobre cocina y nutrición debes usar como referencia los 4 libros.

Algunas de las recetas siguientes no siguen estrictamente las guías de combinación de alimentos, por ejemplo varias recetas de postre mezclan proteína y fruta, algunos de los platillos de carbohidratos complejos incluyen proteína (de lácteos) o varias proteínas mezcladas en el mismo platillo, lo cual puede afectar la digestión para algunos, y en general aumenta el tiempo de digestión y fuerza el organismo, aunque tal vez no sientas ningún efecto adverso. Aunque los miembros de nuestro staff siguen estrictamente las guías de combinación de alimentos, no somos tan estrictos con nuestros niños más grandes siempre y cuando tales mezclas no les afecten manifiestamente. Por favor suspende cualquier mala combinación si experimentas problemas digestivos o cualquier otro malestar. Los lácteos incluidos en algunos platillos de carbohidratos complejos, pueden ser fácilmente eliminados o sustituidos por aguacate, "crema" de aguacate batido o guacamole (el aguacate también se digiere como un carbohidrato, por lo que combina bien con los carbohidratos complejos/almidones). La mayoría de las recetas de proteína, están bien combinadas y también hay muchas ideas para dulces y postres bien combinados para escoger.

Tal como en nuestros libros anteriores, no incluimos cantidades específicas para muchas de las recetas. Hacemos esto como un esfuerzo para simplificar y dar la flexibilidad para que personalices los platillos tanto como quieras. La preparación de alimentos es un "arte", y cada persona tiene diferentes gustos por eso dejamos que tú, como el cocinero, agregues las cantidades de ingredientes que desees. ¡Experimenta, diviértete y por favor comparte con nosotros cualquier nueva receta de tu invención!

Tips de Cocina

Los Mejores Huevos Revueltos

Para unos huevos revueltos bien esponjosos, batirlos en licuadora con un poquito de agua (o leche de soya sin endulzar o leche de vaca) antes de cocinarlos.

Que no se Pegue la Comida en el Sartén, sin Usar Aceite

Rociar unas cuantas gotas de aceite en el sartén, y limpiarlo con un papel antes de cocinar. Usar sartenes de Teflón. Nunca freír la comida en aceite (se está friendo cuando de oye el sonido chisporroteante). Si se requiere, agregar aceite de oliva justo antes de retirar la comida de la estufa u horno, cubrir y dejar asentar por unos minutos para agregar sabor. Siempre calentar el sartén (hasta que el agua chisporrotee al verterse en él) antes de cocinar hamburguesas, huevos o tortitas, para evitar que se peguen.

Cómo Cocinar Tortitas y Hamburguesas

Cocinar las tortitas a fuego lento para que se cuezan a fondo antes que el exterior se queme. Voltearlas una vez que los bordes y la parte inferior estén bien cocidos. Si se voltean antes, se romperán. Estas instrucciones son también válidas para los huevos "fritos".

Salsas y Chiles

Cómo cocinar pimientos y tomates – Cocinar pimientos rojos, tomates, jitomates, etc. En un poco de salsa de soya y agua hasta que se les pueda retirar la piel fácilmente. Retirar ésta si se desea o dejarlos como están.

Salsas Picadas – Al preparar salsas picadas (por ejemplo pico de gallo) asegurarse de picar los ingredientes finamente para que los sabores se combinen. También se realzan los sabores al agregar un poco de agua, limón o aceite de oliva.

Probar Diferentes Chiles - Usar diferentes tipos de chile para variar el sabor de la salsa roja convencional. Algunas buenas opciones son chile de árbol, (tostado con ajo) chile serrano, chile de árbol verde y jalapeño, chile poblano (salteado con ajo y cebolla) habanero (salteado, para quienes de verdad les gusta el picante).

Chiles Secos – Retirar las semillas y venas del chile guajillo, ancho o pasilla antes de ponerlos a remojar en agua caliente hasta que se suavicen. Retirar las semillas del chile de árbol después de tostarlo, o picará demasiado. No tocar las semillas con los dedos desnudos, pues el picante permanecerá aunque se laven las manos.

Chile que no pique. Cómo usar chile sólo para dar sabor – Antes de usar chile serrano, rodarlo sobre la mesa para ensalzar su sabor ("torearlo") Agregar uno o dos chiles en un estofado, sopa u olla de frijoles mientras se cocinan para dar sabor sin volverlos picantes.

Sazonar Suavemente con Ajo y Cebolla

Agregar un suave sabor al caldo o a los frijoles refritos, salteando el ajo y cebolla en el mismo sartén donde luego se calentarán los frijoles o el caldo de tomate (sin enjuagarlo). Usar el ajo y cebolla para alguna salsa o desecharlos

Sopas

Agregar gran sabor #1 – Remojar unas ramitas de cilantro (sin la raíz) en al caldo hirviendo, apagar el fuego y dejar reposar por cinco minutos antes de servir.

Agregar gran sabor #2 – Saltear cebolla en un sartén hasta que se ponga transparente y agregar las especias para el caldo, agua, vegetales y poner a cocinar.

Sopa o guarnición sin-lácteos – Para hacer una sopa o sin lácteos bien combinada o una guarnición de carbohidratos complejos, licuar aguacate con un poco de sal y limón (opcional) hasta que quede suave y poner una porción sobre la sopa a manera de crema (también se puede acompañar con pico de gallo).

Verduras

Zanahorias – Pelar las zanahorias antes de servirlas en ensaladas o platos al vapor, sólo si la cáscara está manchada o maltratada. No es necesario pelarlas si está fresca y limpia. La cáscara de la zanahoria contiene una gran cantidad de vitaminas y por eso es mejor dejársela. Comprar de preferencia las zanahorias más pequeñas, pues son más tiernas, jugosas y con cáscara más limpia.

Pepinos – Escoger los pepinos más frescos verificando que estén duros a todo lo largo. Los pepinos de la variedad más angosta tienen más sabor y son más dulces. A menudo la gente, y en especial los niños, se alejan de las verduras porque no han probado una rica y fresca.

Jitomates – Si no se pueden conseguir jitomates sin cera, comprar de la variedad hidropónica, que generalmente no tienen cera. La cera preserva y da brillo a la fruta, pero contiene muchos químicos y altera el sabor. Solamente las verduras frescas y de buena calidad tienen buen sabor.

Preparación de Leguminosas

Remojar las leguminosas por 12 horas, dejarlas germinar por otras 12 horas, y luego cocinarlas lo menos posible, de preferencia al vapor antes de usar en algún platillo (5 a 10 minutos las lentejas y 10 a 15 los garbanzos). De esta manera son mucho más fáciles de digerir, aun para aquellos con mala digestión. Al ser germinados, también se facilita la asimilación de los nutrientes en el proceso de digestión.

Si algún platillo no sale bien, renuévalo!

Trata de perfeccionarlo o servirlo de otra manera antes de desecharlo. Nuestras hamburguesas de semilla de girasol fueron resultado de un intento fallido de imitar ensalada de atún un día. Nuestro platillo de lentejas al horno fue el resultado de sopa de lentejas que se quedó un día porque no les gustó a los niños, y se convirtió en un éxito total al día siguiente.

Cómo Limpiar la Licuadora Fácilmente

Llenar la licuadora con la mitad de agua y algo de jabón de trastes, licuar por un minuto y luego enjuagar a mano. Para alimentos muy pegajosos, licuar más tiempo según se requiera.

Limpieza de Utensilios y Desmanchado

Remojar las ollas grandes, jarras de licuadora o cualquier otro utensilio manchado en agua con cloro. Lavar a fondo antes de volver a usar.

Proteínas

Hamburguesas

Hamburguesas de Granos o Semillas:

Hamburguesas de Semilla de Girasol

Licuar alrededor de ½ kilo de semillas de girasol en crudo, ½ cebolla, 1 ramita de cilantro y un tallo de apio en el procesador de alimentos. Formar las tortitas y dejar que se doren a fuego lento por ambos lados.

Hamburguesas de Semilla de Ajonjolí

Tostar aproximadamente ½ kilo de semillas de ajonjolí y licuar con un poco de agua y ajo. Rallar 3 calabacitas (zucchini) y 3 zanahorias. Picar un poquito de cebolla y cilantro. Mezclar en un tazón. Formar tortitas y dejar dorar a fuego lento por ambos lados.

Hamburguesas de Almendra

Usar la fibra sobrante de la preparación de leche de almendra. Mezclar con zanahoria y apio rallados, pimiento rojo cortado en cuadritos y cebolla (opcional). Formar las tortitas y dejar dorar a fuego lento por ambos lados. Opcional: Agregar hongos.

Hamburguesas de Leguminosas:

Hamburguesas de Garbanzo

Preparar hummus (seguir la receta de hummus eliminando el aceite o se freirán las hamburguesas), formar las hamburguesas, agregar cebolla picada, cilantro o chile chipotle.

Hamburguesas de Germinado de Lenteja

Poner a germinar las lentejas, picar pimiento rojo, cebolla y cilantro finamente, licuar las lentejas en el procesador de alimentos con una cuantas zanahorias, comino y curry. Mezclar todos los ingredientes juntos.

Hamburguesas de Lentejas Cocidas

Cocinar las lentejas hasta que el exceso de agua se evapore, molerlas en una pasta y agregar verduras ralladas tales como zanahoria, calabaza, cebolla picada y cilantro. Formar tortitas y dejar dorar a fuego lento por ambos lados.

Hamburguesas de Soya:

Hamburguesa de Carne de Soya

Esta receta mezcla dos proteínas por lo que no es recomendable para personas con problemas digestivos, pero es una gran alternativa para las hamburguesas. Mezclar carne de soya hervida (más sabrosa la que viene condimentada), con huevos batidos y cebolla picada, y cocinar la mezcla en tortitas.

Hamburguesa de Tofu

Preparar tofunesa (las almendras deben ser 1/3 sin remojar y 2/3 remojadas) asegurándose de licuarla en un procesador de alimentos, no en la licuadora para evitar usar más agua que la absolutamente necesaria pues de lo contrario no será suficientemente espesa para hacer las hamburguesas. Si esto sucede, siempre puedes prepararla como tofunesa o revuelto de tofu (ver recetas en la sección de tofu).

Hamburguesa de Okara (fibra de frijol de soya)

Usar la fibra sobrante de la preparación de leche de soya. Exprimir lo más de leche que se puede de la fibra en un colador muy fino o con una tela de manta de cielo. Mezclar con cebolla y cilantro o chipotle y pimiento rojo, o cualquier hierba al gusto. Formar tortitas y dejar dorar a fuego lento por ambos lados.

Hamburguesas de Huevo

Hamburguesa de Huevo, Calabacita y Queso

Batir huevos en la licuadora, mezclar con calabacita rallada y verter en el sartén en forma de grandes galletas circulares. Cubrir el sartén con una tapa por unos cuantos minutos, voltear las tortitas y cocinar por otros dos minutos. (Opcional: Agregar una rebanada de queso, tapar, y cocinar por alrededor de 1 minuto antes de servir).

Hamburguesa de Huevo y Verduras Mixtas

Esta es una variante de la primera receta de hamburguesa de huevo. Las combinaciones de verduras pueden ser:

Hongos, pimiento rojo y cebollas.
Cebolla y espinaca
Chicharos y brócoli
Zanahoria y calabacitas ralladas

Leguminosas

Garbanzos en Chile Verde

Preparar de acuerdo a los Tips de Cocina "preparación de lentejas y garbanzos", cocinándolos por 5 minutos solamente. Preparar una salsa verde (ver Salsas) y cocinar los garbanzos por otros 10 minutos en la salsa con un diente de ajo entero, un chile serrano entero con cortes a los lados. Apagar el fuego y agregar una cucharada de aceite de oliva. Dejar reposar 15 minutos para que los sabores se combinen.

Garbanzos a la Mexicana

Preparar los garbanzos como se describen en los Tips de Cocina, cocinándolos por los 15 minutos completos. Dejar enfriar por 10 minutos y mezclar con pico de gallo (ver Salsas).

Hummus

Remojar, cocinar y licuar garbanzos con cebolla y ajo salteados, tahini, aceite y limón hasta que la mezcla esté suave. Usar de 4 a 6 limones por cada carga del procesador de alimentos. Saltear el ajo y la cebolla muy bien para que el sabor no sea demasiado fuerte. También se puede agregar pimiento rojo o chile chipotle salteados.

Tacos o Sopes de Hummus

Calentar tortillas de maíz o sopes, rellenarlos con hummus y queso rallado y rebanadas de chile encurtidos o (rajas). Servir con su salsa favorita, lechuga picada, rábano rebanado o rallado y cilantro picado.

Dahl de Lentejas Fácil

Poner a hervir ½ kilo de lentejas y colarlas. Saltear 1 cebolla picada, ajo, y 3 jitomates cortados en cuadritos y mezclar con las lentejas, cilantro finamente picado y polvo de curry o *garam masala*.

Lentejas al Horno

Hornear las lentejas cocinadas con una salsa de tomate espesa y cubrir con queso.

Sopa de Lentejas

Asar alrededor de "n" jitomates y media cebolla picada en cuadritos, agregar las lentejas germinadas y hervir hasta que suavicen. Agregar media cucharada de comino y una rama grande de cilantro finamente picada. Servir con aceite de oliva, crema agria y queso rallado (opcional).

Sopa de Lentejas Licuada

Licuar la sopa de lentejas (ver receta anterior), con más jitomate y ajo asados.

Frijoles Blancos (o alubias) en Caldo de Chile Guajillo, Jitomate y Cilantro

Hervir aproximadamente ½ kilo de frijoles. Licuar alrededor de 6 jitomates, 6 chiles guajillo, ajo y cebolla y colar la mezcla para preparar una salsa. Agregar la salsa y una ramita de cilantro a los frijoles colados y cocinar por 10 ó 15 minutos más.

Sopa de Frijol Negro

Hervir alrededor de ½ kilo de frijoles negros con una cebolla picada y un poco de epazote (opcional), y saltear 125 gramos de chile poblano con salsa de soya. Servir los frijoles con crema y los chiles salteados, cortados en rebanadas.

Frijoles Negros o Bayos Refritos

Preparar los frijoles negros como en la receta anterior, colar y licuar con algo de su caldo hasta que se forme una pasta suave y espesa. Servir en tostadas, con tortillas, o solo, con pico de gallo, queso rallado y crema (los lácteos son opcionales).

Sopa de Habas

Hervir alrededor de ½ kilo de habas frescas. Saltear ½ cebolla picada, ajo, y más o menos 5 jitomates. Agregar menta finamente picada y los demás ingredientes a las habas.

Ensalada de Habas

Hervir las habas frescas con cáscara hasta que estén suaves, agregando sal al final de la cocción. Dejar reposar hasta que estén muy suaves, colarlas y mezclarlas con cilantro, cebolla y jitomate picados, un poquito de aceite de oliva, limón y sal de mar.

Pasta de Habas

Remojar habas secas (amarillas) durante la noche. Hervir hasta que estén suaves y blandas. Licuar con cebolla salteada en un procesador de alimentos hasta que se forme una pasta espesa, como el hummus. Agregar sal y aceite al gusto.

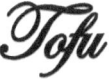

Tofu Salteado(Stir Fry)

Cortar el tofu en pequeños cubos y dorarlos en un sartén de Teflón. Cortar las verduras en trozos pequeños y saltear en otro sartén. Una vez dorado el tofu, agregar al salteado y sazonar.

Dip de Tofunesa

Licuar tofu en crudo con un poquito de chile chipotle, cebolla y ajo, una pizca de orégano y aproximadamente 1/5 de pimiento rojo por persona. El dip debe tomar un ligero color salmón. Tener cuidado de no agregar ingredientes en demasía, especialmente el orégano, ¡prueba el sabor cuando lo prepares!.

Hamburguesa o Revuelto de Tofu

Ver Hamburguesas de Soya en la sección de hamburguesas de Proteínas.

Tofu Desmoronado

Cocer a vapor verduras finamente picadas. Desmoronar el tofu con la mano y cocinarlos con un sartén de Teflón con salsa de soya. Mezclar las verduras con el tofu y agregar aceite de oliva.

Variación: Cocinar como se describe anteriormente agregando salsa picante.

Tofu a la Mexicana

Cortar el tofu en pequeños cubos y dorarlos en un sartén de Teflón, agregar cebolla y jitomate picado cuando el tofu esté casi a punto y dejar que se cocine hasta que el jitomate y la cebolla se salteen.

Tofu Dorado

Cortar pequeñas rebanadas delgadas de tofu, y salpicar o remojar en salsa de soya y dorar en un sartén de Teflón. Una vez dorado, servir solo o con cubierta de salsa de tomate con un poco de ajo y dejarlo calentar a fuego lento. También puede servirse con salsa agridulce (barbecue).

Tofu al Horno

Hornee el Tofu en rebanadas delgadas (o las piezas enteras) con curry y salsa de soya.

Lasaña de Tofu

Forme capas de calabacita finamente rebanada, salsa de tomate y tofu dorado y desmoronado en un recipiente para horno y hornear hasta que las calabacitas estén cocidas. Si se desea, puede cubrirse con queso antes de hornearse.

Sopa de Miso

Dorar cubos de tofu en un sartén con salsa de soya. Hervir agua y agregar el tofu dorado, cebolla salteadas, zanahorias en cubos pequeños, chalotes y chícharos. Una vez que se cuezan las verduras, apagar el fuego y agregar la pasta de miso al caldo, moviéndola hasta que se disuelva.

Sopa de Almendra y Chayote

Cocer al vapor y licuar 2 chayotes con un puño de almendras o nueces remojadas, y sal de mar. Opcional: Agregar ajo y perejil. Dorar pequeños cubos de tofu y agregar a la sopa.

Sopa de Tofu y Tomate

Asar jitomates enteros en un sartén hasta que puedan pelarse. Licuar con un diente de ajo (opcional) y agregar tofu dorado y desmoronado y verduras al vapor.

Carne de Soya

Carne de Soya en Salsa de Tomate

Saltear cebolla, ajos, jitomates y licuarlos. Agregar carne de soya seca a la salsa y hervir hasta que la carne de soya haya absorbido la salsa.

Chorizo de Soya

Cocinar carne de soya seca en salsa de chile guajillo en un sartén hasta que la salsa se cueza.

Carne de Soya en Escabeche

Hervir la carne de soya en agua con hierbas aromáticas y mezclar con verduras finamente picadas, vinagre de manzana, aceite de oliva y sal de mar. Agregar orégano (opcional).

Ceviche de Carne de Soya

Hervir, colar y drenar carne de soya. Exprimir para quitar el exceso de agua. Mezclar con pico de gallo (jitomate, cebolla, cilantro y chile verde picados), sal y un poco de aceite de oliva.

Chorizo de Soya a la Italiana

Preparar la carne de soya en salsa de tomate (asegurarse de hervirla con la menos salsa posible de tal modo que pueda secarse). Agregar unos cuantos huevos, y especias tales como comino, tomillo, etc. A la carne de soya y cocinar en un sartén.

Tostadas

Servir chorizo de soya en tostadas (tortillas barnizadas con aceite y horneadas) con crema, queso, jitomate picado, lechuga, cebolla y chile serrano (opcional).

Tacos de Ensalada de Carne de Soya

Mezclar chorizo de soya en una ensalada (lechuga, espinaca, jitomate, pepino, zanahoria rallada) con queso rallado o rebanadas de queso panela y tortillas.

Hamburguesas de Carne de Soya

Ver la sección de Hamburguesas de Soya en la parte de
Hamburguesas – Proteínas.

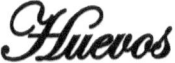

Tortitas de Huevo con Espinaca y Calabaza

Picar finamente espinaca, cebolla y calabaza y mezclar con huevos
batidos. Usar un cucharón para verter porciones del tamaño de un
"hot-cake", en el sartén. Cocinar como "hot-cakes".

Huevos a la Mexicana

Huevos revueltos con jitomate y cebolla picados y salteados y chile
serrano opcional.

Chile con Huevo

Calentar una olla de caldo de jitomate, hecha con tomates asados y
licuados con un poco de chile, ajo y cebolla. Agregar huevos
revueltos esponjosos y una ramita de cilantro.

Huevos "Fritos"

Abrir y vaciar los huevos enteros en un sartén de Teflón, aceitado
muy ligeramente sin romper la yema. Voltearlos una vez. Servir
sobre una tortilla de maíz (opcional) y cubrir con pico de gallo,

lechuga picada y salsa, con chayote al vapor (opcional) y jícama a un lado.

Huevos Revueltos con Verduras

Cocinar ligeramente al vapor ejotes o calabacitas (picadas o ralladas) e incorporarlos al cocinar los huevos revueltos.

Tacos de Huevo Cocido

Servir huevo cocido, ensalada y salsa de tu elección en una tortilla (recomendación: pico de gallo con verduras ralladas, lechuga picada, agregar salsa o chile piquín).

Coliflor o Brócoli Capeados

Batir claras de huevo a punto de turrón, incorporar las yemas y mezclar. Sumergir trozos de coliflor o brócoli al vapor en la mezcla y poner a dorar en un sartén de Teflón. Servir con o en una salsa de jitomate, con cebolla cruda picada (chile verde opcional), marinada por lo menos 10 minutos en jugo de limón.

Omelette

Verter huevos batidos en un sartén de Teflón (como un gran "hot-cake"). Rellenar con queso, cebolla salteada, tomates y espinacas o cualquier otra verdura al gusto y doblar a la mitad cuando esté parcialmente cocida.

Tortitas de Germinado de Alfalfa

Sumergir puños de germinado de alfalfa en huevo batido, y cocinar en un sartén en forma de tortita. Una vez que el huevo está parcialmente (por un lado) cocido, agregar más huevo encima con una cuchara antes de voltearlas. Servir las tortitas en una salsa de jitomate espesa.

Crepas Saladas

Batir huevos con germen de trigo para preparar una mezcla (los huevos se espesarán con el germen de trigo, pero no deberán quedarse pegados a la cuchara) preparar crepas delgadas y rellenar con hongos o verduras al vapor.

Ensalada de Huevo

Rebanar huevos cocidos, agregar verduras al vapor y cortadas en cubos, tales como ejotes, chayote y calabacita y mezclar con paprika o pimienta de cayena y mayonesa de soya o crema agria.

"Hot-cakes" de Huevo y Queso

Batir huevos, un poco de germen de trigo, y queso rallado hasta que la mezcla esté esponjosa. Preparar pequeños "hot-cakes" y servir con cátsup, lechuga y aros de cebolla (opcional) encima.

Platillos con Lácteos

*Nosotros raramente usamos leche y/o queso como base principal de un platillo, ya que generan mucha mucosidad. Preferimos usar los productos lácteos sólo como adorno o guarnición, sólo para hacer que el platillo luzca más apetitoso. Aquí hay unas cuantas recetas que usan más del acostumbrado. Al preparar tus propios platillos de lácteos, trata de usar los quesos suaves, ligeros y blancos como el ricota, cottage y panela, ya que son más saludables que los quesos duros, fuertes y amarillos. El yogurt es un sustituto saludable para la crema agria.

Calabacita o Chile Poblano Relleno con Queso Ricota o Frijol

Cortar los chiles por un lado para remover las semillas. Asarlos directamente en la estufa (en la flama). Una vez asados (con la piel quemada) colocar en una bolsa de plástico. Dejarlos en la bolsa por 10 minutos y luego pelarlos. Cocer las calabazas al vapor ligeramente y remover y limpiar la parte interna.
Rellenarlos con queso ricota o frijoles y agregar salsa de jitomate.

Chayotes en Salsa de Crema

Pelar, rebanar y cocer chayotes al vapor. Batir crema en una salsa de jitomate, y servir los chayotes bañados con ella generosamente. Variación: Queso gratinado encima

Verduras al Vapor con Queso Gratinado y Ajonjolí Tostado

Cocer al vapor variedad de verduras al gusto, transferir a un sartén y rociar con queso. Cubrir el sartén y cocinar hasta que el queso se derrita. Agregar ajonjolí tostado antes de servir.

Ensalada de Jitomate con Queso Panela

Rebanar jitomates o usar jitomates "cherry" enteros combinados con cubos de queso panela, albahaca fresca finamente picada y aceite de oliva.

Carbohidratos Complejos Almidones

*Las siguientes recetas contienen almidones, así que *idealmente* no deberían mezclarse con proteínas como el queso. Si no tienes una buena digestión o no te sientes bien, por favor elimina los lácteos (crema y queso) de las siguientes recetas, y en su lugar usa aguacate.

Platillos de Tortilla

Enfrijoladas

Cocer frijoles negros con cebolla picada y un chile serrano (un chile entero que se removerá después de cocerse). Licuar los frijoles con un poco de su propio caldo, un poquito de aceite de oliva y cebolla salteada. Sumergir tortillas en la mezcla, una por una, cubriendo ambos lados con la pasta de frijol, y servir con pico de gallo, lechuga rebanada finamente, chile poblano, crema y queso encima.

Enchiladas

Tostar y enrollar tortillas con el relleno a tu elección (verduras al vapor, queso panela, hongos salteados, o todo junto) y cubrir generosamente con salsa verde o roja. Servir con queso rallado, lechuga picada y cebolla.

Chilaquiles

Rebanar tortillas en pequeños triángulos y tostarlos en un sartén o dejar que se endurezcan al sol. Cocinar en un sartén con capas de salsa al gusto. Servir con lechuga, crema y queso.

Tacos

¡Prepara tacos de casi cualquier cosa envuelta en una tortilla de maíz fresca!

Algunas sugerencias son:

Aguacate molido con un poco de sal de mar
Arroz y verduras
Puré de papa
Carne de soya
Huevo
Frijoles
Verduras (ralladas) con queso o rebanadas de aguacate
Diferentes tipos de hongos, salteados con cebolla

Quesadillas

Son muy similares a los tacos, sólo que invariablemente contienen queso fundido y también se pueden preparar con dos tortillas juntas ("sincronizada"), en lugar de una sola doblada. Agregar queso y cualquier ingrediente de la lista anterior entre dos tortillas y calentar en un sartén cubierto, comal o parilla, volteándolas una vez.

Pan Árabe (Pita) y Rollos de Trigo Integral

Sándwich de Pan Pita Relleno

Tostar pan pita integral abrirlo por un lado. Rellenar el pan pita con verduras ralladas, crudas o salteadas, o guacamole con lechuga finamente rebanada, zanahoria, etc.

Pita Pizza

Tostar pan pita integral y agregar ingredientes al gusto (espinaca, aceitunas, pimiento morrón, jitomates, cebolla, champiñones, etc.), salsa de jitomate con hierbas italianas o queso fundido. Tostar el pan muy bien para que tenga menos almidón y sea más fácil de digerir con la proteína.

Pita Chips

Cortar pan pita en triángulos, como cortando un pay, cocinar en el horno o en la estufa en un sartén, hasta que esté seco y crujiente. Servir con dip de aguacate o con sopas y ensaladas.

Sándwich de Bollo Integral

Untar un bollo integral con frijoles refritos, o con un huevo frito y una rebanada de queso panela. Este es un fácil y típico bocadillo mexicano para la escuela, pero no una muy buena combinación de alimentos. Una alternativa mucho más saludable, sería rebanadas de aguacate, lechuga y jitomate, pero teniendo cuidado de no rebanar el aguacate más de una hora antes de comerlo ya que se oscurecerá.

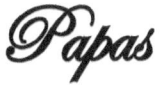

Papas

Papas a la Francesa

Rebanar las papas o camote a la francesa, y cocer al vapor hasta que estén semi cocidas, transferir a un molde o bandeja aceitada y continuar cocinando en el horno hasta que estén doradas y crujientes. Puede ser necesario voltearlas para que queden bien doradas por ambos lados si se desea. Servir con cátsup endulzado con fructosa.

Papas al Horno

Lavar y embarrar suavemente papas enteras con un poquito de aceite de oliva, y luego hornear. También se puede envolver cada papa en papel aluminio y ponerse a hornear. Una vez cocidas, cortar el centro de la papa y rellenar con hierbas, sal y aceite de oliva, mantequilla, crema o queso, o bien aguacate para una mejor combinación de alimentos. Servir con brócoli o algún otra verdura al vapor o bien una ensalada cruda.

Puré de Papas

Cocer en agua las papas enteras y machacarlas con un tenedor o licuar en el procesador de alimentos, con manquilla hasta que la mezcla esté cremosa.

Papas con Jamón Vegetariano

Esta no es una buena combinación pero es una de las favoritas de nuestros niños mayores. Hervir las papas, pelarlas y cortarlas en cubos medianos. Salear los cubos en un sartén con jamón vegetariano (también cortados en cubos), hasta que las papas estén doradas.

Tortitas de Papa

Cocer las papas, luego machacarlas con un tenedor (no con el procesador de alimentos), agregando una yema de huevo por cada 3 papas. Formar tortitas con la mezcla, agregando cebolla finamente picada si se desea. Antes de cocinar, barnizar ligeramente cada tortita con clara de huevo, tomando la clara con las manos embarrando la tortita suavemente antes de ponerlas en el sartén.

Pasta

Espagueti

Poner a hervir espagueti de trigo integral, espinaca o espagueti *spelt*. Mezclar con verduras al vapor finamente picadas y servir cubierto con salsa de jitomate, hierbas italianas y crema o queso. Nosotros agregamos muchas verduras al vapor al espagueti, como brócoli, calabacitas, zanahoria, chayote, chícharo, espinaca, etc.

Variación 1: Eliminar la salsa de jitomate y sólo rociar las pastas y verduras con un aderezo de ajo salteado licuado con aceite de oliva y albahaca fresca. Variación 2: Mientras la pasta esté aún caliente, agregar mantequilla y mezclar hasta que se derrita. Variación 3: Cubrir la pasta y verduras en una salsa de jitomate mezclada con crema.

Lasaña

Igual que la receta de Lasaña de Tofu, pero en lugar de calabacita usar pasta. Cocinar la pasta y formar capas de pasta, salsa, y queso ricota o tofu, terminando con una capa de queso encima.

Sopa de Pasta y Jitomate

Preparar una base de sopa de jitomate con jitomates asados y un poco de ajo y cebolla. Agregar pasta pre cocida (codito, conchitas).

Sopa de Pasta y Verduras

Hervir hierbas y verduras finamente picadas en agua simple por alrededor de 15 minutos, apagar el fuego, cubrir y dejar reposar por otros 15 minutos. Agregar algo de mantequilla y más o menos 1 cucharada de crema por cada litro de agua y la pasta pre cocida, y servir. Si se prefiere omitir el lácteo, agregar aguacate molido o licuado y aceite de oliva en lugar de la mantequilla y la crema.

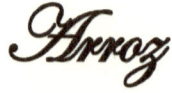

Arroz a la Mexicana

Cocinar el arroz, agregando salsa de jitomate y chícharos al vapor y zanahorias cortadas en cubitos al final. Agregar un poco de aceite de oliva, hierbas y salsa al gusto. Otras opciones de verduras son: calabacitas, brócoli, chayote, ejotes.

Arroz Frito

Cocinar el arroz y mezclarlo en un salteado de verduras en salsa de soya. Verduras Sugeridas: Germinado de soya, calabacita, brócoli y zanahoria.

Arroz con Calabacitas

Cocinar el arroz y mezclar con calabacitas y zanahorias crudas rebanadas finamente. Servir con aguacate rebanado o licuado y salsa de tomate verde.

Sushi

Rellenar hojas de alga Nori con una capa de arroz integral (moviéndolo durante la cocción, y dejándolo enfriar sin moverlo para que se haga pegajoso), germinado de soya o alfalfa, rebanadas finas de zanahoria y pepino y rebanadas de aguacate. Formar un rollo y cortar en tamaños de un bocado. Servir con jengibre picado y ajo marinado en salsa de soya, aderezo de aguacate, o limón, aceite de oliva y salsa de soya.

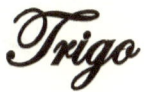

Trigo

Tabule

Poner a remojar o hervir trigo quebrado. Agregar jitomate cortado en cubos, cebolla y pepino picados en cuadritos, menta y perejil, finamente picados. Agregar limón, aceite de oliva y sal. Servir con aguacate y hojas de lechuga.

Pozole de Hongos y Trigo

(Una variación del tradicional Pozole Mexicano)

Poner a hervir granos de trigo y agregar hongos picados. Licuar ajo y chile guajillo en agua, colar y agregar al caldo. Servir con cebolla picada y rábano rebanado. Agregar un poco de orégano.

Crepas

Batir huevos con germen de trigo. Usar más germen de trigo para crepas más gruesas y secas, y menos para las crepas tradicionales. Para cocinar las crepas tradicionales, verter un poco de la mezcla en un sartén de teflón caliente y mover el sartén para que la mezcla se extienda en forma uniforme. Servir con crema agria, o una salsa de proteína compatible (por el huevo) y verduras al gusto.

Variación 1: Agregar queso rallado a la mezcla. Variación 2: Para una versión dulce, agregar endulzante natural Stevia y vainilla a la mezcla.

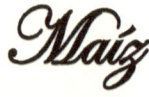

Pozole de Maíz

Poner a hervir granos grandes de maíz secos, con ajo, cebolla picada y hojas de laurel hasta que estén suaves. Servir el maíz en su caldo con cebolla picada, limón, aguacate, orégano, chile piquín o salsa de chile guajillo (ver la sección de Aderezos y Salsas).

Elotes

Hervir elotes enteros con aguacate (se puede untar como mantequilla), chile piquín y limón. También se puede sustituir el aguacate por mayonesa casera no-hidrogenada, mantequilla, crema agria y/o queso rallado.

Esquites

Hervir granos de maíz frescos, con cebolla salteada y salsa verde (opcional). Agregar un poco de mantequilla o aceite al final de la cocción.

Variación 1: Agregar calabacita rallada

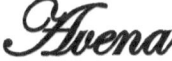

Avena

Hamburguesas de Avena

Formar hamburguesas de avena remojada, agregar cebolla y cilantro picados, y dorar en un sartén. También se pueden preparar con una pasta de avena integral germinada y molida o licuada.

Platillos de Verduras Cocinadas y Sopas

Berenjena

Berenjena en Salsa de Jitomate

Saltear u hornear berenjena rebanada o en salsa de jitomate con ajo
y cebolla.

Baba-ganoush

Pelar y hornear berenjena hasta que esté suave. Mezclar con
tahini, aceite de oliva, ajo asado y pimiento rojo morrón asado
(opcional) y servir como un dip.

Berenjena Marinada

Rebanar berenjena en ruedas gruesas y marinar en salsa de soya y
hierbas de olor por dos a tres horas. Hornear con otras verduras
como zanahoria, hinojo o calabacita cubierto en papel aluminio.

Pizza de Berenjena

Rebanar berenjena en ruedas delgadas y hornear en un molde
engrasado cubriendo con salsa de jitomate y queso parmesano o
manchego.

Nopales

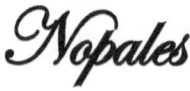

Nopales Asados

Cocinar nopales enteros en un sartén de teflón hasta que esté suave y ambos lados tengan un tono verde olivo. Rebanar en piezas grandes y servir con salsa al gusto.

Nopales Encurtidos

Mezclar verduras al vapor con los nopales cocidos y cocinar todo junto en una olla con hierbas de olor y vinagre de manzana por 10 minutos y dejar reposar por otros 10 a 15 minutos.

Nopales con Salsa o Ensalada de Nopales

Cocer nopales en agua y picar en pequeños trozos rectangulares. Servir en salsa de chile guajillo o en ensalada caliente o fría con jitomate, cebolla y cilantro finamente picados.

Varios

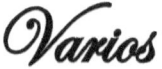

Calabacitas a la Mexicana

Picar finamente y saltear las calabacitas con jitomate, granos de elote y cebolla. Servir con rebanadas de aguacate

Tinga con Zanahoria y Jícama

Saltear cebolla y agregar una salsa de jitomate y chipotle en un sartén y cocer a fuego lento. Agregar zanahoria y jícama rallada y dejar cocer hasta que se suavicen. Servir con aguacate o tofu.

Ejotes

Cocer los ejotes hasta que estén suaves y aderezar con aceite de oliva, limón y orégano. Opcional: Agregar tahini, ajonjolí tostado, salsa de soya y almendras triturada. Estos ejotes son un platillo favorito de todos los niños, grandes y chicos.

Coliflor con Chícharos

Cocer al vapor trozos de coliflor y chicharos pelados. Asar jitomates y cebolla picada, quitarles la piel a los jitomates y machacarlos con la cebolla. Cubrir las verduras con la mezcla y servir con rebanadas de aguacate o guacamole.

Verduras en Salsa de Almendra

Cocer al vapor verduras al gusto (recomendamos zanahoria, chayote, calabacita y brócoli). Para preparar la salsa de almendra, licuar almendras remojadas con agua, chile guajillo desvenado, sal aceite de oliva y varios jitomates asados. La salsa debe estar quedar espesa y tener un tono rosáceo. Verter sobre las verduras en una olla o sartén y cocinar de 5 a 10 minutos hasta que los sabores se combinen.

Chicharos en su Vaina

Cocer al vapor los chícharos en su vaina, hasta que estén tiernos. Aderezar con aceite de oliva, salsa de soya y limón o servir en un pequeño tazón de aderezo para remojar. Remoje las vainas en el aderezo, y comer la vaina entera, jalándola para sacar los chícharos con los dientes, como comiendo frijol soya edamame u hojas de alcachofa.

Ensaladas de Verduras Crudas o al Vapor

Picar o cocer al vapor verduras al gusto (también se puede mezclar crudo y cocido, si se desea) y servir con aguacate, aceite de oliva, limón, soya y cualquier salsa. Hacer tacos con tortillas, hojas de lechuga, u hojas de alga Nori.

*Las verduras al vapor típicas son: ejotes, chayote, calabacita, brócoli, col, coliflor, espárragos, coles de Bruselas, hinojo, cebollín, zanahoria y chícharos.

Sopas

Cremas

Licuar cualquier verdura al gusto cocida al vapor con nueces remojadas, semillas de girasol peladas o aguacate, y un poco del agua que usó para cocer la verdura, sal y chile o ajo (opcional). El chayote al vapor licuado con almendra, un toque de sal y ajo rostizado, y trozos de tofu dorado (no licuado) es una de las cremas favoritas.

Sopa de Verduras

Picar finamente y cocer al vapor zanahorias, chayote, apio, chícharos, brócoli y col en ese orden, de tal modo de que las verduras que toman más tiempo para cocerse entren a la olla antes.

Poner a hervir el agua antes de empezar a cortar las verduras y agregar éstas a la olla conforme las vaya cortando. Licuar suficiente jitomate crudo, cebolla, ajo, chile chipotle (opcional) y hierbas al gusto para cubrir las verduras en la olla. Picar finamente calabacitas y hojas verdes como cilantro. Cuando las verduras estén a medio cocer, agregarlas al caldo y dejar hervir todo por 15 minutos. Apagar el fuego, agregar la calabacita y hojas verdes, cubrir y dejar reposar por 10 minutos para que la calabaza se cueza en el caldo caliente.

Sopa de Verduras y Granos

Igual que la sopa anterior, agregando algún grano al gusto, como arroz, granos de trigo, cebada o quínoa.

Sopa de Verduras y Papa

Igual que la sopa de verduras estándar, agregando papa cortada en cubos.

Sopa de Elote y Calabacitas

Saltear jitomate y cebolla, agregar granos de elote, calabacita rallada y cilantro. Servir con crema agria y aguacate.

Borsht

Saltear cebolla rebanada en una olla. Agregar agua, betabel finamente rebanado y zanahoria. Licuar jitomate y ajo y agregar a la olla. Cocinar hasta que el betabel y la zanahoria estén suaves. Servir con aguacate o crema agria.

Sopa de Zanahoria y Girasol

Cocer zanahoria finamente rebanada en un poco de agua hasta que esté suave. Agregar una salsa de semilla de girasol, agua, comino y salsa de soya licuados y continuar cocinando a fuego lento.

Crema de Hongos

Saltear una buena cantidad de hongos (ya que reducen su tamaño al cocinarse) y cebolla juntos, y asar o cocer al vapor jitomates y un poco de apio. Licuar los jitomates y el apio con un poco de crema agria o aceite de oliva y la mitad de los hongos y cebolla. Agregar los hongos y cebolla sobrantes y servir con crema agria y perejil.

Sopa de Tofu y Jitomate

Ver la sección de Proteínas, Tofu.

Sopa de Chayote y Almendras

Ver la sección de Proteínas, Tofu

Sopa de Miso

Ver la sección de Proteínas, Tofu

Platillos y Sopas en Crudo

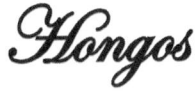

Hongos

*Los hongos pueden ser sustituidos con calabacita o berenjena en cualquiera de las siguientes recetas

Hongos Agridulces (Barbecue)

Poner a calentar agua con sal, ½ kilo de hongos, cubrir y cocinar hasta que estén suaves y luego colar. Licuar 3 chiles pasillas remojados, 3 chiles anchos remojados, 3 chiles mulatos remojados, ¼ taza de almendras remojadas, 3 dátiles remojados, 1 cucharada de vinagre, 1 pizca de orégano, 1 cucharada de algarrobo, ¼ de cebolla picada, una pizca de comino, 1 diente de ajo, 1 clavo machacado, 2 cucharadas de aceite de oliva, salsa de soya y agua. Agregar los hongos a la salsa y servir.

Hongos en Salsa Verde

Calentar agua con sal, ½ kilo de hongos, cubrir y cocinar hasta que estén blandos y luego colar. Licuar ½ kilo de semillas de calabaza (pepitas), 8 tomates verdes, 3 chiles serranos, 1 taza de cilantro picado, ¼ taza de epazote picado, 2 chiles chilacas, 4 hojas de lechuga, 1 diente de ajo, ¼ de cebolla, 1 pizca de comino, 2 cucharadas de aceite de oliva, salsa de soya y agua. Agregar los hongos a la salsa y servir.

Ceviche de Hongos

Cortar finamente en cubos ½ kilo de hongos, 8 jitomates, 1 cebolla, 1 ramita de cilantro, 1 chile serrano y mezclar. Mover con jugo de limón, salsa de soya, aceite de oliva, orégano y trozos de alga Nori.

Hamburguesas

Hamburguesas de Garbanzo

Licuar garbanzo germinado, cebolla, ajonjolí, semilla de girasol, *kelp* en polvo, ajo, perejil, comino, jugo de limón y un poco de agua en el procesador de alimentos. Preparar las hamburguesas y deshidratarlas a 37 grados por 3 horas, voltearlas y deshidratar por otras 3 horas.

Hamburguesas de Zanahoria

Licuar pulpa de zanahoria o jugo de betabel con la misma cantidad de almendras remojadas, cebolla picada, miso y hierbas frescas (perejil, eneldo o albahaca). Preparar las hamburguesas y deshidratar a 37 grados por 3 hojas, voltearlas y deshidratar por otras 3 horas.

Hamburguesas de Verduras

Picar finamente ½ taza de chalotes, ¾ taza espinaca, ¼ taza de arúgula, ¼ taza de "tatsoy" (especie de arúgula china) ¼ taza de apio, 1/3 de taza de pimiento rojo, 1/3 taza de betabel, 1 cucharada de perejil, 1 cucharada de albahaca, 2 cucharadas de orégano seco, 1 ½ tazas de hongos, 1 taza de jitomate deshidratado ½ diente de ajo y salsa de soya en el procesador de alimentos. Formar hamburguesas y deshidratar a 37 grados por 8 horas.

Hamburguesas de Hongo

Licuar 1 taza de hongos picados, 1 ½ taza de almendra remojada, 2 zanahorias, 1 taza de nueces, 1 chile serrano, ½ cebolla picada, 2 cucharadas de miso, 2 cucharaditas de perejil, ½ cucharada de orégano, 1 cucharadita de eneldo y agua en el procesador de alimentos, formar hamburguesas y deshidratar a 37 grados por 8 horas.

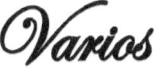

Varios

Jitomates Rellenos

Cortar en cubos y mezclar 3 tallos de apio, un pepino, 3 cucharadas de piñones remojados, 1 taza de lenteja germinada, 1 taza de alfalfa terminada y 2 cucharadas de perejil. Cortar la parte de arriba de unos jitomates grandes y redondos, remover y limpiar la parte interna y rellenar con la mezcla. Rociar con aderezo de albahaca.

Pizza Cruda

Licuar 3 tazas de granos de trigo germinado, 5 cucharadas de semillas de linaza, cebolla mediana, 2 cucharaditas de orégano, 1 diente de ajo, 2 cucharadas de albahaca, 2 cucharadas de aceite de oliva, 2 cucharaditas de *kelp* en polvo y 2 cucharaditas de perejil en 1 procesador de alimentos. Formar en costras redondas de tamaño medio sobre una hoja de deshidratador y deshidratar a 45 grados durante la noche.

Una vez listas, cubrir con una capa gruesa de pesto de albahaca, una berenjena marinada y deshidratada, hongos y pimientos rojos y amarillos, rodajas de jitomate, hierbas frescas y germinado de soya como guarnición.

Quiche 1

Licuar 2 tazas de granos de elote, ¼ taza de semilla de linaza molida, 1/3 de taza de cilantro picado, 1 cucharadita de jengibre, 1 cucharadita de jugo de naranja, 1/8 taza de aceite de oliva, y 1 cucharadita de curry, 1 chile chipotle y ½ taza de tomates deshidratados en el procesador de alimentos. Mezclar con una taza de hongos rebanados y 1 taza de espinaca finamente picada. Deshidratar en un molde para pay a 37 grados por 6 a 8 horas. Adornar con rebanadas de jitomate y pimiento frescos.

Quiche 2

Licuar 5 tazas de granos de elote frescos, 1/3 taza de semilla de linaza molida, ½ taza de cilantro, 1 chile chipotle, 1 cucharadita de jengibre, 1 cucharadita de ajo, ½ taza de jugo de naranja, ¼ taza de aceite de oliva, 1 chalote, 1 pimiento rojo chico picado en cubos, 8 ejotes finamente picados, ½ taza de hongos rebanados y ½ taza de tomates deshidratados. Untar en un molde para pay y deshidratar a 37 grados durante la noche.

Buñuelos de Maíz

Licuar 2 ½ de granos de elote, ¼ taza de semilla de linaza molida, ¼ taza de cilantro picado, 1 cucharadita de jengibre, 1 cucharadita de ajo, ¼ taza de jugo de naranja, 1/8 taza de aceite de oliva y 1 dátil remojado en el procesador de alimentos. Preparar tortitas y deshidratar por 7 horas a 37 grados.

Queso de Semillas

Licuar 2 tazas de semillas de girasol remojadas, 1 cucharadita de miso, 1 pimiento amarillo y ½ cucharadita de curry.

Paté de Almendras

Licuar 1 y ¾ taza de almendras remojadas y mezclar con 2 zanahorias ralladas, 1 tallo de apio finamente picado, ½ pimiento rojo, picado en cubos, 2 cucharadas de perejil, 6 hojas de espinaca finamente picadas y salsa de soya.

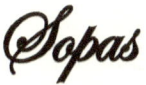

Sopas

Sopa de Verduras con Cebada

Calentar agua hasta antes de que hierva y agregar 2 cucharadas de miso, 7 zanahorias ralladas, 6 jitomates picados en cubos, 1 chile jalapeño finamente picado, 1/3 taza de cebolla morada picada en cubos, 1 ó 2 chalotes chicos picados en cubos, 1 ½ tazas de cebada remojada o *kamut* apagar el fuego, tapar y dejar reposar por 5 minutos.

Sopa Mexicana Verde

Mezclar el jugo de 3 tallos de apio, ½ kilo de tomates verdes y 3 tazas de jugo de zanahoria. Mezclar con 1 aguacate, 4 cucharaditas de cilantro y ¼ de chile jalapeño.

Sopa de Verduras en Trozo

Licuar el jugo de 6 tallos de apio y 3 tazas de jugo de zanahoria con 1 ½ aguacates y el jugo de 2 limones. Mezclar con 1 calabacita rallada, 1 zanahoria rallada, ¼ taza de brócoli rallado, ½ taza de arúgula finamente picada y 2 tallos de apio finamente picados.

Sopa de Aguacate y Espinacas

Licuar 1 aguacate grande, 1 ½ tazas de espinaca, ½ taza de jitomates deshidratados, el jugo de 2 limones, 2 cucharadas de cilantro, ¼ de diente de ajo y 2 tazas de agua.

Crema de Maíz

Licuar ½ taza de tomate deshidratados, 2 cucharaditas de cilantro, 1 taza de granos de elote, ½ tallo de apio, ½ pimiento rojo, 1 aguacate, 1 chalote, 1 cucharadita de miso y agua.

Aderezos y Salsa

Aderezos

Mayonesa de Girasol

Licuar:
1 taza de semillas de girasol remojadas
¼ taza de aceite de oliva
1 limón
1 cucharada de vinagre de manzana
1 cucharada de miel
½ cucharada de paprika
1 cucharada de mostaza Maile
Salsa de soya
1 diente de ajo
Agua

Aderezo de Albahaca y Nuez de la India

Licuar:
¼ taza de aceite de oliva
2 tazas de albahaca fresca
1 diente de ajo
1 pimiento rojo
½ chile ancho remojado
1 taza de nueces de la india
Salsa de soya
Agua

Aderezo Mil Islas

Licuar:
½ taza de jugo de limón o vinagre de manzana
¼ taza de aceite de oliva

¼ taza de semillas de girasol remojadas
1 pimiento rojo
1 diente de ajo
1 pequeña cebolla
1 trozo chico de apio
Salsa de soya

Crema Agria de Semillas (no lácteo)

Licuar:
1/3 taza de ajonjolí seco y molido
2 tazas de semillas de girasol remojadas
3 cucharaditas de aceite de oliva
Limón
Agua según se requiera

Crema Agria de Aguacate (no lácteo)

Licuar:
Aguacate
Jugo de limón al gusto
Sal de mar

Aderezo de Aguacate

Licuar:
2 aguacates grandes
1 rama de cilantro
1 chile serrano chico
2 cucharadas de jugo de limón
2 cucharadas de aceite de oliva
Agua
Salsa de soya

Aderezo de Hierbas Básicas

Licuar:
2 cucharadas de jugo de limón
½ taza de aceite de oliva
1 diente de ajo
Cualquier hierba al gusto (cilantro, orégano, albahaca, perejil, tomillo, salvia)

Aderezo de Almendras Agridulce

Licuar:
1 taza de almendras
½ taza de jugo de naranja
½ taza de jugo de limón
Agua

Aderezo de Jengibre

Licuar:
2 cucharadita de jengibre
1 cucharadita de Bragg (sustituto de salsa de soya bajo en sodio)
1 taza de agua
1 cucharada de vinagre de manzana
1 ½ cucharadas de aceite de oliva

Aderezo de Tomate Deshidratado

Licuar:
½ taza de jitomates deshidratados
2 limones
1/3 de chile jalapeño

1 cuchada de miso
1 pizca de comino
¾ taza de agua
1 cucharada de aceite de oliva

Aderezo Picante de Tahini

Licuar:
Tahini
Chile ancho o chipotle remojados
Aceite de Oliva
Ajo
Pimiento rojo rostizado
Miel
Agua
Salsa de soya

Aderezo de Verduras

Licuar:
1 cucharadita de albahaca seca
1 zanahoria
¼ chile jalapeño
¼ pimiento rojo
½ naranja
1 cucharadita de salsa de soya
1 cucharadita de cebolla
1 cucharadita de aceite de oliva
¾ taza de agua

Aderezo de Girasol

Licuar:
2 cucharaditas de semillas de girasol
¼ diente de ajo
½ cucharadita de miso
½ cucharadita de salsa de soya
1 limón
¼ pimiento rojo
1 taza de agua

Aderezo de Menta

Licuar:
2 cucharadas de menta fresca
2 cucharadas de semillas de girasol remojadas
¼ taza de pepino
1 limón
1 cucharadita de salsa de soya
1 taza de agua

Aderezo Rápido de Jitomate y Zanahoria

Licuar:
Zanahorias, Jitomates, Aceite, Agua y sal al gusto.
Opcional: Un toque de jugo de limón.

Aderezo de Jitomate Dulce

Licuar:
3 jitomates grandes
1 taza de jitomates deshidratados
¼ taza de albahaca

1 diente de ajo
1 dátil remojado
2 cucharadas de aceite de oliva
1 taza de agua

Salsas

Salsa Verde

Asar Tomates verdes, ajo o cebolla y 1 chile serrano y licuar con cilantro fresco. Esta salsa también se puede hacer con tomates verdes crudos y/o chile de árbol.

Salsa Verde de Aguacate

Licuar:
½ kilo de tomates verdes frescos
1 ramita de cilantro
½ diente de ajo
1 chile jalapeño
1 aguacate
Sal de mar

Salsa Mexicana Roja

Asar tomates con ajo o cebolla y chile al gusto y licuarlo todo junto.

Salsa de Chile Guajillo

Poner a remojar, desvenar y licuar chiles guajillo con un poco de aceite de oliva, ajo y sal

Salsa de Tomate

Licuar frescos o rostizados: Jitomates o tomates verdes, Chiles (jalapeño, serrano, chipotle, guajillo, ancho, pasilla, árbol) Ajo, cebolla, (Opcional: aceite, sal, cilantro o hierbas)

Salsa Agridulce (Barbecue) I

Licuar: Chile mulato y ancho remojados, Dátiles, Ajo, Agua, (Opcional: jitomate)

Salsa Agridulce (Barbecue) II

Licuar: 5 chiles guajillo, remojados y sin semillas, 3 chiles anchos, remojados y sin semillas, 1 chile de árbol, Jugo de naranja, 1 diente de ajo rostizado, 1 pimiento rojo rostizado, 3 jitomates, 1 pizca de comino

Panes y Galletas Saladas Deshidratados

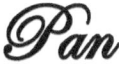

Pan

*Siempre deshidratar a 40 grados

Pan de Almendra

Mezclar 3 tazas de pulpa de almendra, 1 taza de semillas de linaza seca y molida, 2 jitomates licuados, pimienta negra, comino, sal y dos cucharadas de aceite de oliva. Formar un rollo grande, rebanar y deshidratar hasta que esté firme y seco por la parte exterior.

Pan Rústico de Semillas

2 tazas de semillas de girasol remojadas
2 tazas de semillas de calabaza remojadas (pepitas)
½ taza de nueces
Aceite de oliva
1 taza de linaza seca y molida
Escoger alguno de éstos:
Perejil
Albahaca
Cilantro
Eneldo
Tomillo
Orégano
Agregar cualquiera de estas verduras:
Zanahoria
Calabacita
Jitomate
Pimiento Rojo
Cebolla

Licuar las nueces en el procesador de alimentos. Licuar las semillas remojadas por separado. Picar las verduras y hierbas, licuar jitomates y mezclar todos los ingredientes. Formar un rollo grande, rebanar y dejar en el deshidratador a 63 grados por 1 ½ horas, voltear y continuar la deshidratación por otra 1 ½.

Galletas Saladas

*Siempre deshidratar a 40 grados

Galletas de Jícama, Zanahoria y Linaza

Licuar 4 zanahorias, 3 jitomates, 4 cucharaditas de aceite de oliva y 1 cucharadita de cúrcuma en la licuadora. Licuar 2 jícamas grandes y 6 zanahorias en el procesador de alimentos.

Mezclar todos los ingredientes, agregar hierbas, ½ kilo de semillas de girasol y deshidratar durante la noche.

Galletas de Centeno

Licuar 2 tazas de granos de centeno germinado, 1 taza de ajonjolí remojado, ½ cebolla, salsa de soya o sal de mar, semillitas de amapola (poppy seeds) en el procesador de alimentos. Formar las galletas y deshidratar durante la noche.

Galletas de Almendra

Licuar ½ kilo de almendras remojadas, 6 jitomates, 1 diente de ajo, 1 cucharada de miso en el procesador de alimentos, y deshidratar durante la noche

Galletas de Girasol y Ajonjolí

Licuar 2 tazas de semillas de girasol germinadas, 2 tazas de ajonjolí germinadas, 1 diente de ajo, 1 poco de cebolla y 2 cucharadas de miso en el procesador de alimentos. Agregar agua en caso necesario. Deshidratar durante la noche.

Galletas Crujientes de Ajonjolí

Licuar 3 tazas de semillas de ajonjolí remojadas, 3 jitomates, ½ pimiento rojo, ½ diente de ajo, un poco de cebolla, salsa de soya o *kelp* en polvo en el procesador de alimentos y deshidratar durante la noche.

Galletas de Ajonjolí y Chile Guajillo

Igual que la receta anterior, agregando chiles guajillo, remojados desvenados y licuados.

Galletas de Miso

Similar a la receta de galletas crujientes de ajonjolí, excepto por los siguientes cambios: agregar 2 ó 3 cucharadas de miso, sustituir la semillas de girasol remojadas por 1/3 de las semillas de ajonjolí y eliminar los 3 jitomates.

Postres y Dulces

Galletas Dulces

*Para todas las galletas: Licuar todos los ingredientes en el procesador de alimentos y deshidratar durante la noche a 40 grados.

Galletas de Ajonjolí y Plátano

> 5 tazas de semillas de ajonjolí remojadas
> 5 dátiles remojados
> 3 plátanos maduros
> 1 taza de pasas
> 1 cucharadita de canela en polvo
> 1 cucharada de vainilla

Galletas de Plátano y Algarrobo

> 3 tazas de trigo sarraceno (buckwheat)
> 4 plátanos maduros
> ½ taza de nueces de castilla remojadas
> 1 cucharada de algarrobo en polvo
> 1 cucharada de miel

Galletas de Piña Colada

> La pulpa de 5 cocos
> 2 rebanadas de piña
> Agua de coco
> 1 cucharada de miel

Galletas de Manzana y Nuez

> ½ taza de pasas blancas (güeras)
> 1 taza de manzana rallada
> ½ taza de nueces de castilla picadas
> 2 tazas de granos de trigo remojados

1 cucharadita de canela en polvo
2 cucharadas de miel
Licuar los granos de trigo, la miel y el agua en el procesador
de alimentos. Agregar los demás ingredientes y mezclar

Galletas de Chabacano

½ taza de nueces de castilla picadas
2 tazas de granos de centeno germinados
½ taza de pasas blancas
1 cucharada de pimienta de Jamaica (all spice)
Jugo de naranja
1 taza de chabacanos remojados

Galletas de Coco

Mezclar coco rallado con miel y vainilla. Preparar bolas o galletas
y deshidratar durante la noche o congelar

Galletas de Chocolate de Coco

La pulpa de dos cocos
1 taza de almendras remojadas
2 cucharadas de miel
1 cucharadita de vainilla
1 cucharadita de algarrobo en polvo

Galletas de Fibra de Soya

Mezclar fibra de soya (sobrante de la preparación de leche),
vainilla, jugo de naranja o manzana, canela en polvo, pasas, y
algarrobo hasta tener una textura de masa. Formar las galletas y
congelar o deshidratar.

Galletas de Tahini y Cereza

1 litro de tahini
½ kilo de amaranto inflado
Vainilla
Miel
Cerezas
Combinar los ingredientes y servir frías

Pasteles y Pays en crudo

Costra para Pay I

Licuar 3 tazas de semilla de linaza molida, ½ taza de ciruelas pasas remojadas, 1 taza de almendras remojadas, 1 cucharadita de vainilla y 1 cucharadita de ralladura de naranja en un procesador de alimentos.

Costra para Pay II

Licuar ½ taza de dátiles remojados, 5 tazas de almendras remojadas o nueces crudas y 1 cucharadita de ralladura de naranja en el procesador de alimentos.

Pastel de Zanahoria

Licuar 1 taza de dátiles remojados, 2 tazas de pulpa de coco, 1 pieza de jengibre, y ½ taza de jugo de zanahoria en el procesador de alimentos. Agregar pulpa de zanahoria, 1 ½ tazas de nuez de castilla, canela, pimienta de Jamaica y la ralladura de 3 limones. Licuar 1 ½ tazas de nuez de castilla, jugo de naranja y vainilla por separado para el betún. Darle la forma de pastel y congelar.

Pastel Helado de Coco

Preparar Costra para Pay II (ver receta). Licuar 2 cocos con 2 mangos, 2 plátanos y vainilla. Adornar con fresas y congelar.

Pastel de Ajonjolí

Mezclar semillas de ajonjolí tostadas, con miel y tahini, formar como pastel y congelar.

Pay de Durazno

Rebanar 2 kilos de durazno, marinar con jugo de naranja y miel durante la noche. Licuar 1 ½ tazas de dátiles, 2 ½ tazas de nuez de castilla o nuez y vainilla en el procesador de alimentos y formar una costra para pay. Adornar con duraznos y nueces picadas.

Pay de Linaza y Zapote Negro

Preparar una capa suave de linaza molida para la base. Mezcla 1 taza de tahini, 2 cucharadas de miel y vainilla en un tazón, como segunda capa. Licuar o mezclar zapote con jugo de naranja como tercera capa, adornar con fresas rebanadas

Helados

Nieve de Frutas

Pelar y cortar cualquier fruta en pequeños pedazos, congelar, dejar descongelar un poco y licuar en el procesador de alimentos. Agregar miel (al estar licuando) si se usan frutas un poco ácidas y agregar nueces o semillas si quieres una nieve más crujiente.

Chocolate

Licuar:
½ taza de semillas de girasol remojadas
½ taza de semillas de ajonjolí remojadas
½ taza de nueces de macadamia
½ taza de almendras remojadas
2 cucharadas de miel 1 cucharada de algarrobo o fresas
1 cucharada de vainilla

Helado de "Fudge" de Chocolate

Licuar aguacates, algarrobo, miel y vainilla hasta que la mezcla esté suave. Agregar algarrobo hasta que el aguacate licuado parezca chocolate. Servir como budín de chocolate o congelar para ser helado.

Pastel Helado de Chocolate y Plátano

Licuar plátanos con vainilla. Preparar helado de fudge de chocolate (ver receta anterior) y colocar capas de cada mezcla de helado en contenedor de plástico. Congelar, voltear y sacar del contenedor.

Mousse de Mango

Licuar:
Mangos congelados
Jugo de Naranja

Crema de Higo y Almendras

Licuar:
Higos congelados
Almendras
Vainilla

Helado de Plátano y Almendra

Licuar:
Plátanos congelados
Nueces
Almendras
Vainilla

Helado Cremoso

Licuar:
Cualquier mantequilla de nueces
Algarrobo
Jugo de Naranja

Sueño de Coco

Licuar:
Pulpa suave de coco
Vainilla

Canela
Miel

Helado de Durazno y Mango

Licuar:
2 tazas de duraznos congelados
½ taza de mango congelado
1 taza de semillas de girasol remojadas
Miel
Jugo de Mandarina
1 cucharada de vainilla
Jugo de 2 limones

Barras de Energía

*Licuar todos los ingredientes, hacer bolas o barras y congelar o deshidratar a 40 grados durante la noche

Brownies

Licuar:
½ taza de almendras remojadas
½ taza de avellanas remojadas
½ taza de semillas de girasol remojadas
½ taza de semillas de ajonjolí remojadas
2 cucharadas de algarrobo
3 cucharadas de miel
1 cucharadita de canela

Barra de Plátano y Dátil

Licuar:
1 taza de granos de trigo germinados
1 taza de almendras remojadas
3 plátanos maduros
1 taza de higos
1 taza de dátiles remojados
2 cucharadas de miel
1 cucharada de vainilla
1 cucharadita de canela

Barra de Chocolate y Avellana

Licuar:
¼ kilo de avellanas remojadas
2 cucharadas de algarrobo
4 cucharadas de miel
1 cucharadita de vainilla
Jugo de naranja

Barra de Plátano e Higo

Licuar:
1 taza de pulpa de almendra
10 higos
3 dátiles remojados
2 plátanos maduros
1 cucharada de vainilla
½ taza de jugo de naranja

Barra de Jengibre

Licuar:
4 zanahorias
1 pieza mediana de jengibre
4 dátiles remojados
½ taza de pasas blancas (güeras) remojadas
1 cucharada de vainilla
¼ taza de jugo de naranja
1 cucharadita de canela

Barra de Chocolate

Licuar:
Nueces y semillas tostadas
Tahini
Miel
Algarrobo
Vainilla
Espirulina

Barra de Coco

Licuar:
1 taza de coco rallado
1 taza de nueces castilla picadas y remojadas
1 cucharada de crema de almendra cruda
1 cucharada de algarrobo
2 cucharadas de miel
1 cucharada de vainilla

Barra de Crema de Cacahuate

Licuar:
3 cucharadas de crema de cacahuate
½ taza de nueces de castilla picadas
1 cucharada de algarrobo
1 cucharada de miel

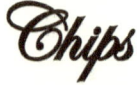

Chips de Plátano

Cortar tiras de plátano delgadas, deshidratar a 40 grados por 18 horas

Chips de Manzana

Cortar tiras de manzana delgadas, rociar con canela en polvo y Stevia (opcional) y deshidratar a 40 grados durante la noche

Chips de Calabacita

Rebanar calabacitas, marinar en salsa de soya, aceite de oliva, cebolla, ajo, pimienta cayena, y jugo de limón. Deshidratar a 40 grados durante la noche.

Chips de Papa

Rebanar las papas en tiras largas y delgadas con un pelador. Marinar en salsa de soya, aceite de oliva, cebolla, ajo y pimienta de cayena y jugo de limón. Deshidratar a 40 grados por 12 horas o hasta que estén crujientes.

Dulces Varios en Crudo

Budín de Semillas

Licuar semillas de girasol remojadas, nueces y pasas o dátiles con agua caliente, agregar vainilla, canela y manzana rallada o plátano rebanado.

Rollos de Fruta Deshidratada

Licuar cualquier fruta de temporada (con miel si es ácida o agria) y untar en hojas de deshidratador y deshidratar durante la noche a 40 grados.

Panqués de Manzana y Pasas

Licuar 4 manzanas, 2 tazas de cebada germinada, ½ taza de semillas de girasol remojadas, ½ taza de pasas blancas (güeras), ½ taza de zarzamoras, 2 cucharaditas de canela, 2 cucharadas de vainilla, 1 cucharada de aceite de oliva y ¼ taza de jugo de naranja. Preparar panquecillos, deshidratar a 40 grados.

Frutillas de Zarzamoras

Licuar:
2 tazas de semillas de ajonjolí remojadas
2 tazas de semillas de girasol remojadas
Jugo de naranja
1 taza de zarzamoras
1 cucharadita de ralladura de naranja
Miel

Deshidratar durante la noche

Ensalada de Frutas I

Preparar una ensalada de frutas (mango, papaya, uvas, plátano, fresa, etc.) Licuar plátanos maduros con almendras remojadas y vainilla o licuar yogurt natural con miel, servir sobre la fruta.

Ensalada de Frutas II

Preparar una ensalada de Frutas (mango, papaya, uvas, plátano, fresa, etc.) Mezclar con pepitas de calabaza tostadas, amaranto, miel y un poco de jugo de naranja.

Almendras Cubiertas de Algarrobo

Mezclar algarrobo, miel, vainilla y verter sobre almendras secas. Congelar por una hora o más.

Paletas de Jugo Verde

Licuar hojas verdes (perejil, alfalfa, espinaca, chaya) con miel o Stevia y limón, colar y congelar en moldes para paleta.

Pepitas Picantes

Marinar pepitas de calabaza crudas, en salsa de soya y chile en polvo o pimienta de cayena y deshidratar durante la noche. Opcional: agregar jugo de limón.

Fresas Cubiertas de Chocolate

Licuar avellanas, miel, jugo de naranja, algarrobo, aceite de oliva y vainilla. Sumergir fresas en la mezcla y refrigerar o comer inmediatamente.

Varios Dulces Cocinados

Cereal de Avena

Hervir la avena sin mover por 10 minutos. Agregar miel, vainilla, pasas remojadas y canela.

Budín de Maíz Caliente

Licuar granos de elote con agua y canela hasta que la mezcla esté suave y cremosa

Cocer por 10 minutos, moviendo constantemente hasta que la mezcla espese. Agregar miel y servir

Panqués con Aderezo de Frutas

Batir 2 tazas de harina de trigo o soya, 1 huevo y ½ taza de leche de soya o leche y cocinar los panqués a fuego lento en un sartén de teflón. Servir con fruta licuada o miel caliente y mantequilla.

Palomitas Saludables

Vaciar granos pequeños de maíz secos en una olla cubierta a fuego lento. Mover la olla circularmente cuando los granos empiecen a reventar para evitar que se quemen. Continuar moviendo la olla hasta que dejen de reventar. Agregar mantequilla o aceite de oliva y sal.

Leche de Soya de Chocolate

Dejar remojar una taza de frijol de soya durante la noche. Calentar los frijoles hasta que estén a punto de hervir. Licuar (en una licuadora potente o un molino) con 2 litros de agua y colar. ¡Guardar la fibra de soya para preparar galleta.

NOTA IMPORTANTE
PARA LOS LECTORES

Junio 2014

Estimados Lectores,

Recientemente alguien me introdujo a la dieta 80-10-10 del Dr. Graham. Tengo que expresar cómo me adhiero plenamente a esta dieta. Todo Tashirat ha hecho la transición con éxito a esta dieta y es la dieta que recomendamos, ya que, como el Dr. Graham afirma, creemos que es la dieta perfecta. Todos mis libros de nutrición se pueden utilizar como una transición a la dieta del Dr. Graham, que es una dieta pura para el Chakra 5 y 6. Entre más verdes y vegetales no-dulces consumes, más te acercas a una dieta del Chakra 5. Entre más frutos dulces consumes, más te acercas a una dieta del Chakra 6.

Todo el conocimiento de nutrición que hay en mis libros, por lo tanto, tiene que ser modificado, reduciendo el consumo de grasa para lograr un balance de 80-10-10, lo que significa que un mínimo del 80 % de tu consumo total de calorías proviene de los carbohidratos, un máximo del 10 % de las proteínas, y un máximo del 10% de la grasa. Esto es muy importante y era la pieza que faltaba para una dieta perfecta. Como crudi-veganos o partidarios de los alimentos crudos, hemos consumido erróneamente alimentos muy altos en grasa, tales como el aceite de oliva prensado en frío, nueces, semillas y aguacates.

Para darte una idea: si consumes aproximadamente 2000 calorías al día, no debes de consumir más de 100g de aguacate al día (una tercera parte de un aguacate mediano a grande), o el equivalente a 15 almendras o 1 cucharada de aceite de oliva. Si elevas tu consumo de calorías, entonces serás capaz de comer más grasa y más proteína. Lo importante es que el balance se aproxime al ideal de la dieta 80-10-10. Por ejemplo, puedes acumular estas cantidades, no comiendo nada de grasa durante tres días y luego comiendo un aguacate por la tarde con tu ensalada.

Hay un sitio web muy sencillo de usar - www.nutridiary.com - que calcula el porcentaje de tu ingesta calórica diaria. Realmente te aconsejo que encuentres a alguien capacitado que te enseñe lo básico, lo que te llevará no más de media hora de clase. Si no conoces a nadie para enseñarte, Tashirat

85

puede enviarte un vídeo de introducción. Envíanos tu solicitud al correo electrónico a: tashiratmail@gmail.com

Si te resulta demasiado difícil hacer la transición a la dieta 80-10-10 por ti solo, podemos ayudarte con consultas en persona o por correo electrónico. Simplemente contáctanos y estaremos encantados de ayudarte. También ofrecemos cursos de nutrición, que incluyen clases de Yoga, Meditación y Chakras.

Para concluir, todo el mundo necesita leer el libro 80-10-10 del Dr. Graham. Es un libro extraordinariamente sencillo, claro e informativo. Ojalá lo hubiera encontrado hace 30 años, pero el libro salió en 2008 y alguien me lo recomendó recientemente. Estoy de acuerdo al 100 % con todo lo que el Dr. Graham explica de manera tan elocuente y concisa en su valioso libro. Uno no puede esperar tener salud emocional, mental, espiritual ni alcanzar la felicidad (balance), sin primero lograr la salud del cuerpo físico.

Por la Salud, el Amor y la Vida!

Con Amor,
Artimia